L'Hôpital d'Autun

ET LA

CLINIQUE CHIRURGICALE

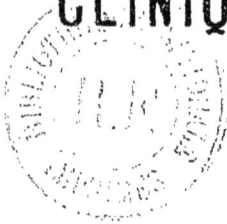

...⤬⁕⤬...

A propos des Conséquences de l'application
de la Loi sur l'Assistance médicale gratuite
à Autun,
(Loi du 15 Juillet 1893)

RÉPONSE A M. HENRIOT
Conseiller Municipal

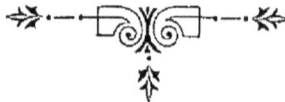

L'Hôpital d'Autun

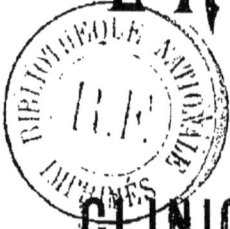

ET LA

CLINIQUE CHIRURGICALE

...⤜ ✳ ⤛..

A propos des Conséquence: de l'application
de la Loi sur l'Assistance médicale gratuite
à Autun.
(Loi du 15 Juillet 1893)

REPONSE A M. HENRIOT
Conseiller Municipal

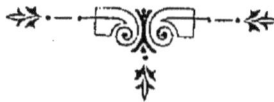

L'HOPITAL D'AUTUN

ET

LA CLINIQUE CHIRURGICALE

Dans sa séance du 28 novembre 1898,
le conseil municipal d'Autun réuni pour
examiner les plans et devis présentés
par l'Administration des hospices d'Autun
et relatifs à la construction d'une Maternité, d'un Pavillon pour les maladies contagieuses et d'une Etuve à désinfection
pour les objets contaminés, a entendu les
objections de M. le conseiller Henriot, qui
a fait les deux affirmations suivantes :

1º La Clinique chirurgicale grève chaque année le budget de l'Hôpital d'une
somme importante.

2º Les finances de l'Hôpital sont en
mauvais état, et cet établissement hospitalier marche à la faillite.

Ce n'est pas moi qui ai soulevé cette question, mais puisqu'elle a été posée en public au conseil municipal, puisque les paroles de M. Henriot ont été rapportées dans divers journaux, notamment dans l'*Union Républicaine* de Mâcon, c'est devant le public, qui sera juge, que j'entends la résoudre.

L'opinion émise par M. Henriot me met en cause, et je me crois forcé de répondre. Je vais le faire pièces en mains, avec chiffres à l'appui et bien décidé à en finir une fois pour toutes avec une légende dont je me déclare las et qui consiste à présenter à la population sous un jour absolument faux l'œuvre de reconstitution de l'Hôpital à laquelle je me consacre depuis cinq ans.

J'accepte d'avance toutes les responsabilités. Je suis prêt à continuer ce que j'ai commencé, comme aussi je suis décidé à me retirer de la lutte si mes efforts ne répondent pas aux vœux des habitants d'Autun.

⁂

Quand je suis entré à l'Hôpital, en 1894, j'ai trouvé un établissement dépourvu de tout, un hospice capable à peine d'abriter des malheureux et de servir d'asile de nuit, mais incapable à coup sûr de soigner des malades.

Le mélange, dans des salles communes, des malades de chirurgie et de médecine, l'absence de salle d'opérations, de salle de pansements, de pavillon pour les maladies spéciales, le manque d'éclairage, le mauvais état des bains, enfin la négation de tout progrès au point de vue thérapeutique faisaient de l'Hôpital un refuge de chroniques et rendaient inutiles les efforts du médecin desireux de soigner ses malades, et de leur prescrire les traitements en rapport avec leurs affections morbides.

En tout j'aime les situations nettes. Si l'Hôpital doit être tel qu'il était alors ; qu'on le ferme, en tant qu'hôpital ; qu'il soit hospice, qu'on y nourrisse des vieillards et des orphelins ; mais qu'on n'impose pas à des médecins la corvée de venir chaque matin perdre leur temps à regarder des malades qu'ils sont incapables matériellement de soigner. Et si l'on croit que j'exagère, qu'on demande à M. le médecin en chef de l'Hôpital si, en conscience, aujourd'hui encore, il est capable de bien soigner un typhique ou un diphthéritique à l'Hôpital d'Autun.

J'ai voulu et je veux mettre l'Hôpital à même de rendre des services. Actuellement j'ai fini d'organiser complètement et je crois convenablement le service de chirurgie; il s'agit maintenant de faire le même effort pour les accouchements, pour les cas médicaux et les maladies contagieuses. Je suis arrivé à fournir à l'Hôpital, sans qu'il lui en coûte, les sommes importantes nécessaires aux créations nouvelles. J'accepte les difficultés et les fatigues qui me seront imposées pour la création et l'aménagement de ces services nouveaux, comme je n'ai reculé devant aucune des innombrables et dispendieuses démarches qu'il m'a fallu faire pour obtenir ce qu'a touché jusqu'ici l'Hôpital en espèces sonnantes. Mais il est évident que ces services nouveaux ne fonctionneront pas tout seuls.

C'est pour des pauvres qu'est fait l'Hôpital
et ils n'ont pas de rentes les malades que
nous y soignons. Il faut donc que l'Hôpital
accepte les dépenses inhérentes aux fondations nouvelles. Si l'Hôpital ne peut leur
faire face, il faut que la ville l'aide ; car les
habitants de la ville doivent savoir que la
loi est aujourd'hui formelle et que, depuis
le 15 juillet 1893, la loi sur l'Assistance
médicale gratuite, loi que j'invoquerai souvent au cours de ce travail, force les municipalités à fournir à leurs indigents les
soins que l'Etat leur garantit.

Donc la situation est bien établie et je pose
la question froidement, mais carrément :
Veut-on ou ne veut-on pas réorganiser
l'Hôpital? Si on ne le veut pas, j'obéis et me
retire ; si on le veut, il faut qu'on sache
que les constructions ne coûteront rien,
mais que l'entretien des services coûtera.

Ceci dit, j'aborde la question dans ses
détails.

.⁎.

Des deux affirmations de M. Henriot, la

première est absolument fausse ; la seconde complétement juste et M. Henriot aura, par son intervention, rendu à l'Hôpital le plus signalé service, puisqu'elle me procure l'occasion que je cherchais depuis longtemps d'exposer à la population Autunoise une question qui l'intéresse à un si haut point ; celle de la situation financière de son Hôpital.

Il est délicat pour moi de défendre la Clinique que j'ai fondée. Je le dois cependant, car l'affirmation de M. Henriot ayant été publique, la réfutation doit l'être aussi. Or, il y va de ma dignité et de mon honneur de prouver que la Clinique chirurgicale rend des services et ne coûte rien à l'Hôpital. Si non mon devoir serait de la fermer demain et de ne pas gaspiller la fortune des pauvres que je crois au contraire défendre.

**

La dépense totale faite pour la construction de la Clinique s'élève à 126.000 fr. qui, soit dit en passant, ont été gagnés en totalité par des ouvriers d'Autun. Sur cette somme l'Hôpital a fourni 36.000 fr. Le reste, soit 90.000 fr., a été payé par mes amis ou moi. Si j'avais voulu faire une œuvre de rapport, j'aurais bâti à mon nom et sur un terrain à moi. Au contraire, j'ai élevé la Clinique sur un terrain appartenant à l'Hôpital et la lui ai donnée purement et simplement ; estimant que cet abandon assurerait à tout jamais à la ville un service de chirurgie destiné à me survivre et à attirer, après moi, à Autun, un chirurgien capable de répondre aux besoins de la population.

Dans cette Clinique sont pratiquées annuellement environ 300 opérations, sur lesquelles 200 au moins absolument *gratuites*. Chaque année, il y est fait, en dehors des hospitalisés et sur des malades venant à la consultation, environ 2.000 pansements *gratuits*, pour lesquels sont fournis *gratuitement* tous les objets nécessaires aux pansements.

Cette constatation suffirait, je pense, à légitimer un sacrifice annuel de la part de l'Hôpital, chargé au nom de la ville de secourir les indigents.

Or ce sacrifice est inutile. En voici la preuve : La Clinique a rapporté à l'Hôpital, depuis sa fondation :

En 1894...   1.990 francs (*)
En 1895...   7.065   —
En 1896...   12.310   —
En 1897...   .17.456   —

Cette progression ascendante permet d'espérer que le maximun de rendement n'est pas atteint et que les résultats déjà bons deviendront meilleurs encore.

Or il m'est impossible, à moi comme à qui que ce soit, d'établir exactement le budget de la Clinique, parce qu'elle fonctionne avec l'Hôpital qui lui fournit la vie quotidienne ; et je ne puis faire le compte exact de dépense de chaque jour qui se confond avec la dépense de l'Hôpital entier. Par exemple, pour la nourriture, je ne puis dire, d'une façon absolue, ce que coûte chaque repas, puisqu'il est pris au

---

(*) La Clinique a été ouverte le 28 août 1894.

fur et à mesure sur la masse totale de la nourriture de la maison.

Mais il est une autre façon de compter qui me paraît donner des résultats précis :

Si je prends, par exemple, l'année dernière 1897, je trouve que la Clinique a produit 5.201 journées de malades plus 1.725 journées de domestiques ou personnel, soit un total de 6.926 journées.

En cette même année, la Clinique a versé dans la caisse de l'Hôpital : 17.456 francs, ce qui fait que la journée de séjour à la Clinique a rapporté à l'Hôpital : 2 francs 52.

Or, je trouve dans le *tableau VI (page 38, fasc. 61) du rapport de M. Monod sur l'exécution pendant l'année 1896, de la loi du 15 juillet 1893 sur l'Assistance médicale gratuite, au chapitre des prix de journées fixés par les préfets pour les Hôpitaux situés dans les chefs-lieux d'arrondissement*, les prix suivants établis pour Saône-et-Loire :

Autun.................. 3 fr. »
Chalon-sur-Saône....... 2 fr. 35

Louhans............... 1 fr. 80

Charolles .... 1 fr. 50

L'aide mémoire pour l'application de la loi du 15 juillet 1893, sur l'Assistance médicale par Th. Plot, chef de division de la préfecture de S.-et-L., me donne les prix de journées des autres Hôpitaux du département et de plusieurs Hôpitaux des départements voisins. Les voici :

Couches-les-Mines ...... 2 fr. »

Le Creusot............ 2 fr. »

Montcenis .... 2 fr. 15

Buxy .... 1 fr. 30

Chagny............... 1 fr. 20

Saint-Germain-du-Plain . 2 fr. »

Verdun sur-le-Doubs.... 2 fr. »

Sennecey-le-Grand...... 1 fr. »

Bourbon-Lancy......... 2 fr. 15

Chauffailles........... 2 fr. 55

La Clayette .... 2 fr. 55

Digoin .... 1 fr. 05

Marcigny............. 1 fr. 50

Paray-le-Monial........ 1 fr. 25

Toulon-sur-Arroux...... 1 fr. 15

Cuiseaux .... 1 fr. 25

Cuisery................	2 fr.	»
Cluny	1 fr.	80
Saint-Gengoux	2 fr.	»
Mâcon	3 fr.	»
Romenay	2 fr.	25
Tournus..............	2 fr.	»
Luzy (Nièvre).........	2 fr.	»
Seurre (Côte-d'Or)	1 fr.	75
Beaune...............	2 fr.	50
Nolay	2 fr.	50
Saint-Amour (Jura).....	1 fr.	76
Pont-de-Vaux (Ain).....	2 fr.	14
Villefranche (Rhône)....	1 fr.	50

Il est utile d'observer que le prix de journée de la Clinique est établi à 2 fr. 52, *en comptant les journées des infirmiers comme faisant partie de la somme totale des journées payées de la Clinique.* En réalité, c'est sur 5201 journées que l'on devrait calculer, ce qui élèverait le prix de journée par malade à près de 3 fr. 35.

En effet, le prix de revient pour les hôpitaux que je cite est calculé pour le malade seul, sans compter les gens de service. Si donc le calcul était fait sur les bases

que j'ai admises pour la Clinique, les prix
de journées des hôpitaux devraient être
diminués de 1/4 environ. Cette remarque
a son importance, car elle augmente sensiblement la proportion des bénéfices de l'Hôpital sur la Clinique.

Donc les prix de journées payés par les
malades de la Clinique à l'Hôpital d'Autun sont supérieurs à la plupart, pour ne
pas dire à tous ceux que touchent pour
leurs malades les Hôpitaux du département et des régions voisines.

J'ai le droit de conclure que la Clinique
chirurgicale, qui assure à l'Hôpital les
soins chirurgicaux de tous ses indigents,
ne lui coûte rien, lui rapporte plutôt et lui
rapportera de plus en plus, si comme la
chose est à prévoir, ses recettes vont en
augmentant ainsi que cela s'est produit depuis sa création.

De plus, cette Clinique qui a fourni à
l'Hôpital, en 1897, 5.201 journées de malades, a attiré dans la ville d'Autun un
nombre considérable de parents et amis,
qui, venus de loin, pour visiter les opérés,

ont mangé, acheté et dépensé sur place au plus grand profit de l'industrie et du commerce local.

Pour en finir, je ferai observer que la création de la Clinique donne aujourd'hui, aux malades appartenant à la classe pauvre, la faculté de se faire opérer sur place près de leurs parents et de leur famille. Elle leur évite les fatigues d'un voyage en chemin de fer, tout en donnant à la ville la possibilité de réaliser une économie sur les frais de transports et de déplacements nécessités par l'envoi de ses indigents dans un centre chirurgical éloigné.

Cette question de la Clinique, que l'accusation de M. Henriot m'a forcé de traiter, étant bien exposée, j'aborde l'étude autrement importante de la situation financière de l'Hôpital lui-même.

⁕

M. Henriot a jeté un cri d'alarme et signalé le déficit annuel de l'Hôpital d'Autun.

Il a dit vrai et nous tous qui aimons

l'Hôpital, administrateurs et médecins, nous connaissons depuis longtemps cet équilibre plus qu'instable où se trouve notre budget.

Dans le monde autunois, on croit l'Hôpital riche, et il n'est pas un fournisseur, pas un bourgeois, qui ne dise, quand on lui parle de l'Hôpital : l'hospice est riche. C'est une erreur profonde et je vais le prouver en étudiant successivement :

1º La situation financière de l'Hôpital ;

2º Les causes de cette situation ;

3º Les moyens d'y remédier.

*_**

Depuis plusieurs années l'Hôpital est en déficit et si l'on n'y songe la gêne est prochaine : Pourquoi ? Les causes sont multiples, mais elles se résument en deux phrases :

Les dépenses augmentent
Les recettes diminuent :

Depuis 20 ans, mais surtout depuis 10 ans, le public, qui jadis considérait l'Hôpital comme un lieu de tristesse où le désespéré allait à regret cacher sa honte, s'est habitué à voir dans l'hôpital un centre de traitement où il trouve avec une bonne organisation, des médecins attentifs et des médications bien dirigées. En un mot on va beaucoup plus à l'Hôpital que jadis. D'ailleurs, du fait des récentes découvertes, les traitements sont devenus plus chers. Le malade ne se contente plus du lit-d'hôpital, il sait par la presse les médicaments nouveaux, les améliorations de la thérapeutique, il les réclame et, à juste titre, en veut profiter. Enfin, le bien-être qui partout en France a fait depuis ces 50 dernières années des progrès énormes, a franchi les grilles de l'Hôpital et les administrations sont forcées de compter avec les exigences de leurs pensionnaires. Les chiffres que je citerai plus loin prouvent que j'ai dit la vérité.

Autun a vu comme toutes les villes le nombre des malades augmenter dans des proportions considérables à son hôpital. Le tableau suivant le prouve clairement :

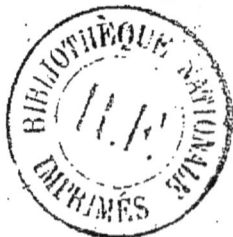

Années	Nombre de journées de malades à l'hôpital d'Autun
1890	41.442
1891	38.112
1892	39.555
1893	40.814
Total pour 4 ans. .	159.903
1894	46.460
1895	45.404
1896	44.470
1897	44.945
Total pour les 4 années suivantes, .	181.279

Ces chiffres comprennent uniquement les journées de l'Hôpital, à l'exclusion de celles de la Clinique.

Il s'agit donc dans ce tableau des malades logés et soignés à l'Hôpital même ; et d'eux seulement.

Donc, de 1890 à 1894, l'Hôpital d'Autun a hospitalisé 159.902 malades ; et de 1894 à 1897, pendant une même période de 4 ans, 181.279 ; soit en 4 ans une augmentation de 21.376 journées, ce qui fait par

an une plus-value de 5.344 journées. En
acceptant, comme prix moyen de la journée, 2 fr. 50, c'est donc une somme annuelle
de 13.360 francs que l'Hôpital d'Autun a
dû trouver pour faire face à l'augmentation du nombre de ses malades.

Or quels sont les revenus de l'Hôpital?
Les voici d'après les chiffres officiels re-
cueillis à la Recette municipale :

1893... 78.847 fr.
1894... 84.056 + 1.990 fr. produit de la Clinique
1895... 76.083 + 7.065 fr.   —
1896... 82.420 + 12.310 fr.   —
1897... 81.622 + 17.456 fr.   —

Jusqu'en 1893 l'hôpital avait un fond de
roulement de 25.000 fr. Depuis 1893, c'est-
à-dire en 5 ans, l'hôpital a eu à sa disposition, en plus des revenus ci-dessus énon-
cés, du fait de ventes, 50.000 fr., ce qui
représente, avec le fond de roulement 75.000
fr. Il a été employé aux achats de propriétés et reconstitution des domaines,
grosses réparations, améliorations mobiliè-
res, etc. 47.500 fr. ; le reste soit 27.500 fr.

a été dépensé et employé pour le fonction-
nement quotidien, c'est-à-dire que depuis
5 ans le déficit annuel est de 5.500 fr. et le
fond de roulement est épuisé, si bien que
le déficit réel est actuellement chaque année de 10.500 fr

Pourquoi ce déficit? D'abord à cause de
l'augmentation du nombre des malades
que j'ai signalée. Il est facile de se rendre
compte de la progression des dépenses de
l'Hôpital en comparant ces dépenses depuis
20 ans, et, à ce point de vue, l'état suivant
ne laisse aucun doute :

DÉPENSES	1877	1887	1897
Blé, Pain (*) .	10.475	7.024	7.886
Viande. . . .	10.500	10.070	12.932
Vin, Bière . .	4.300	6.081	7.995
Blanchissage .	1.000	1.782	2.492
Eclairage. . .	273	568	1.930
Pharmacie . .	844	4.103	6.378
Linge	1.512	2.115	2.504
Chauffage . .	2.541	4.315	7.314
Chaussures. .	563	1.251	1.084
Comestibles. .	1.600	2.654	5.545

(*) Le prix du pain a diminué.

Au contraire la consommation en nature, c'est-à-dire le produit des jardins, domaines, vins des propriétés, etc., qui par conséquent représentent une économie, a suivi la progression inverse suivante :

Consommation	1877	1887	1897
en nature. .	6.433	8.355	4.590

Ces chiffres sont éloquents, les dépenses de l'Hôpital, de même que ses journées de malades augmentent progressivement et expliquent le déficit annuel que j'ai établi.

Le nombre croissant de malades n'est pas la seule cause de gêne pour l'Hôpital.

*_**

Lorsque l'administration actuelle a pris possession de ses fonctions, elle a trouvé, pour une cause que je ne veux pas approfondir, car elle m'amènerait à examiner la gestion précédente et sans profit, puisque la plupart des administrateurs d'alors n'existent plus, elle a trouvé, dis-je, les domaines de l'Hôpital dans un état déplorable. De plus, l'Hôpital possédait à Santenay une fort belle propriété qui a été détruite par le phylloxéra et que l'on a dû reconstituer. Bref, pour ne parler que des cinq dernières années, l'administration a fait pour différents domaines et pour diverses réparations les dépenses suivantes :

Domaine de Santenay ...	5,000 fr.
Domaine de Fleury......	7,500 fr.
Réparation d'un fourneau de cuisine..............	3,000 fr.
Réparations diverses (chapelle, salles de malades, fosses, etc.)...........	10,000 fr.
Agrandissement et réparations à l'immeuble Gros.	13,000 fr.
Construction d'une salle de femmes...........	9,000 fr.

Il n'est donc pas étonnant qu'avec de pareilles charges l'Hôpital faiblisse.

Et ce n'est pas tout. Le taux de l'argent depuis 20 ans a sensiblement baissé, et par suite les revenus fixes diminuent, tandis que les charges s'accroissent.

Par exemple, l'Hôpital a reçu jadis des donations avec charges en échange, qui, à l'époque du don, étaient avantageuses et aujourd'hui sont désastreuses.

Deux exemples fixeront bien les faits :

En 1825 et en 1846, deux familles des plus charitables ont donné chacune à l'Hôpital une somme de 10,000 francs et l'Hôpital, en échange, s'est engagé à entretenir à perpétuité et au gré des donateurs un lit de malade dans ses salles.

En 1825 et 1846, 10,000 francs pouvaient rapporter 500 francs et le prix de journée étant à cette époque de 1 fr. 25, l'Hôpital faisait une bonne affaire et y trouvait son compte. Aujourd'hui, 10,000 francs rapportent péniblement 300 francs et le prix de journée est de 2 fr. 50 environ. Les charges de l'Hôpital, du fait de son engagement, sont restées les mêmes, mais ses dépenses ont doublé, tandis que ses recettes ont diminué de près de moitié. Et il est certain que les fondations, qui, jadis ont aidé à la prospérité de l'Hôpital, contribuent aujourd'hui à précipiter sa ruine.

Or il ne faut pas s'attendre à voir les revenus de l'Hôpital augmenter. Par exem-

ple, le titre de rente 3 % qué possède l'Hôpital a rapporté en 1898 26.973 fr. 75.

Vienne, ce qui est malheureusement possible et même probable, une conversion du
3 % en 2 % ou 2.50 %, et le même titre
sera de ce fait réduit de 1/3 ou 1/6me.

En résumé. — Augmentation considérable : du nombre des journées de malades ;
des charges résultant des réparations des
immeubles et des exigences plus grandes
des traitements modernes ; diminution dans
les recettes ; la conclusion s'impose, c'est
la ruine tôt ou tard.

***

Or, que faire ? Doit-on diminuer les dépenses ? Le peut-on et doit-on refuser des
malades, peut-on et doit-on diminuer l'assistance aux indigents, aux déshérités qui,
dans notre société moderne, attendent et à
bon droit de la classe aisée la protection et
l'aide en cas de maladie ?

On ne le doit pas. Et on ne le peut pas.
On ne le doit pas, et c'est aux riches que
je m'adresse au nom de notre Hôpital dé-
faillant.

N'est-il pas déplorable que, dans cette ville où la charité fait des prodiges, où les œuvres enfantent les œuvres, les quêtes suivent les quêtes ; les loteries de bienfaisance succèdent aux réunions de charité, dans cette ville qui fournit chaque année des sommes énormes aux orphelinats, aux ouvroirs ; l'Hôpital n'attire jamais les yeux des riches qui donnent, ne guide jamais la main des mourants, qui tracent leurs charités dernières ! Pourquoi ne donne t-on pas à l'Hôpital comme dans tant de villes, comme partout ? N'est-ce pas une façon intelligente d'aider le malheureux que de lui fournir la possibilité de recouvrer la santé indispensable à son travail et à sa vie de labeur ?

Voudrez-vous, familles riches d'Autun, voir sombrer votre Hôpital, alors qu'avec raison vous êtes fières de votre cité prospère à tout autre point de vue ?

Je souhaite et j'espère que l'appel adressé, au nom des indigents que l'Hôpital abrite, trouvera un écho dans le cœur de ceux qui font ici le bien et qui, j'en suis sûr, ignorent aujourd'hui encore la situation que je leur signale.

Mais si cet appel reste sans réponse, la Municipalité a le droit et le devoir de relever son Hôpital.

La loi est là, formelle, absolue, qui protège et défend l'Hôpital et ses clients :

Depuis 1893, une loi nouvelle, dite *Sur l'Assistance médicale gratuite*, règlemente les devoirs des municipalités envers leurs indigents :

J'ouvre cette loi et j'y lis ce qui suit :

ART. 1. — Tout Français malade, privé de ressources, reçoit gratuitement de la commune, du département ou de l'Etat, l'Assistance médicale à domicile ou dans un établissement hospitalier.

Les femmes en couches sont assimilées à des malades.

. . . .

ART. 3. — Toute commune est rattachée pour le traitement de ses malades à un ou plusieurs des hôpitaux les plus voisins.

. . . .

ART. 26. — Les dépenses ordinaires du

service de l'Assistance médicale comprennent :

1º Les honoraires médicaux, etc.

2º Les médicaments et appareils.

3º *Les frais de séjour des malades dans
les hôpitaux.*

Ces dépenses sont OBLIGATOIRES.

. . . .

ART. 27. — Les communes, dont les ressources spéciales de l'assistance médicale
et les ressources ordinaires inscrites à leur
budget sont insuffisantes pour couvrir les
frais de ce service, sont autorisées à voter
des centimes additionnels aux quatre con-
tributions directes ou des taxes d'octroi
pour se procurer le complément des ressources nécessaires.

. . . .

ART. 35. — Les communes qui justifient
remplir d'une manière complète leur devoir
d'assistance envers leurs malades peuvent
être autorisées à avoir une organisation
spéciale.

⁎

Or, il ne faut pas croire qu'il soit possible de se soustraire à ces obligations. Si le Conseil général refuse d'inscrire au budget les dépenses nécessaires à l'Assistance médicale; il se trouve en présence de l'art. 5 de la même loi :

« A défaut de délibération du Conseil général..... il peut être pourvu à la règlementation du service (de l'assistance médicale gratuite) par un décret rendu sous la forme des règlements d'administration publique. »

Si le maire hésite ou refuse, l'article 13 de la loi garantit l'assistance gratuite :

« Le refus du maire de faire un acte à lui prescrit par la loi (sur l'assistance) tomberait sous l'application de la loi du 5 avril 1885, chapitre 85, et le préfet, après l'en avoir requis, pourrait *y procéder d'office*.....

. . . .

Dans un autre article (art. 19), il est dit: « Le conseil municipal ne serait pas fondé à refuser le paiement de la part de la dépense qui incombe à la commune en vertu des articles 27 et 28 de la loi. » (Plot, page 108.)

Or, toujours en vertu de cette loi, l'Hôpital *est forcé* de recevoir les malades inscrits sur la liste de l'Assistance médicale gratuite :

ART. 20 (Plot, page 110). « Quoiqu'il en soit, l'article 1 de la loi du 7 août 1851 a posé cette règle que les hôpitaux sont tenus de recevoir sans condition de domicile les individus privés de ressources qui tombent malades dans la commune, siège de l'établissement hospitalier »; et plus loin je lis :

« Si son cas (celui d'un indigent) exige l'hospitalisation et que la maladie ou l'accident se soit produit dans une commune pourvue d'un hôpital, son traitement restera à la charge de l'hôpital. »

Enfin l'art. 27 de la loi fixe la participation de la commune aux dépenses motivées par l'Assistance :

« Lorsque les *ressources spéciales des établissements de bienfaisance* seront insuffisantes, le surplus sera fourni *par les ressources ordinaires de la commune.*

Si les recettes de la commune n'assurent pas le paiement des dépenses de l'Assistance médicale, les communes auront le droit de recourir à l'impôt sous la forme de centimes additionnels. »

. . . .

« Ce modèle de délibération (fixé par la préfecture de Saône-et-Loire) est précédé d'une instruction spéciale et d'un arrêté de *mise en demeure aux communes du département d'avoir à voter leur contingent provisoire fixé par le Conseil général.* C'est cet arrêté *qui permettra au Préfet* en cas d'omission ou de refus d'une assemblée municipale *d'inscrire d'office* le crédit au budget de la commune. »

La ville d'Autun bénéficie actuellement de l'art. 35, et s'est de la sorte engagée à soigner ses malades.

En effet, pour obtenir le bénéfice de l'article 35, une commune (c'est le cas d'Autun) doit :

1º Justifier qu'à défaut de liste d'assistance, des mesures ont été prises pour assurer le bénéfice de l'assistance médicale à tous les malades y compris les femmes en couches.

2º Démontrer que les sommes à la disposition du service local en faveur des malades sont suffisantes.....

3º Assurer à tous les malades. y compris les femmes en couches, non seulement les soins médicaux à domicile, mais encore *l'hospitalisation* dans un établissement *bien outillé* pour le traitement de la maladie, *notamment pour l'isolement des contagieux*.

. . . .

4º Supporter l'intégralité des frais de transport à l'Hôpital.

5º *Inscrire au budget communal des ressources nécessaires aux dépenses résultant des traitements, etc., etc., etc.*

C'est pour se mettre en règle avec la loi et pouvoir profiter de l'article 35 que la ville d'Autun a proposé à la Préfecture des règlements que j'ai sous les yeux et où je lis :

Art. 1. — Le service de l'Assistance médicale gratuite, organisé à Autun avant

la loi du 15 juillet 1893, garantit le secours
de la médecine, pharmacie et arts des
accouchements à tous les bénéficiaires de
ladite loi, etc., etc.

. . . .

Art. 4 — Les malades admis à l'assistance, ainsi que les femmes en couches
sont admis à l'Hôpital d'Autun...

Art. 5 — La ville pourvoit aux frais
d'accouchement des assistés fixés à raison
de 6 fr. par accouchement.

Art. 6 — La ville s'engage à se confor-
mer aux articles 20 et 21 de la loi pour le
remboursement des frais occasionnés par
les malades qui n'ayant pas de domicile
de secours dans la commune où ils sont
atteints ne tombent pas dans l'application
de l'article 1er de la loi du 7 août 1851.

La ville, en réclamant le bénéfice de
l'art. 35, a implicitement accepté la charge
de soutenir l'Hôpital. Autrement son rôle
serait illégal et elle se déchargerait adroi-
tement peut-être, mais injustement des
obligations que lui crée la loi, en faisant
supporter par l'Hôpital les frais de traite-

ment des indigents que l'Assistance médicale impose au budget municipal.

Et, d'ailleurs, la ville ne se sert-elle pas tous les jours de l'Hôpital pour se débarrasser des vieillards ou des enfants non malades dont elle ne sait que faire ?

Il ne faut pas oublier, en effet, que l'Hôpital n'a pas que des malades à secourir; il entretient encore 24 vieillards, 12 hommes et 12 femmes, plus 60 enfants, 30 filles et 30 garçons. Bref, SANS COMPTER LES MALADES, l'Hôpital nourrit et entretient chaque jour 120 personnes (vieillards, enfants, religieuses, domestiques). En un an cela fait un total de 43.700 journées à payer avant de soigner un seul malade.

D'où viennent ces vieillards et ces enfants ? de la ville. Qui paie pour eux ? l'Hôpital. En vérité est-ce juste ? On m'objectera que ces vieillards et ces enfants sont reçus en vertu de fondations et de legs. Soit, je ne le nie pas. Malgré les recherches que j'ai faites, mais que s'il y a lieu je continuerai jusqu'à ce qu'elles aient abouti, je n'ai pu retrouver les actes ins-

tituant ces donations. Mais quelles qu'elles
soient, elles datent de loin, de l'époque où
l'argent rapportait bien plus qu'aujour-
d'hui, et à coup sûr elles sont pour l'Hôpital une charge et une obligation onéreuse.
La ville n'en a souci cependant et envoie
sans scrupule et vieillards et enfants. Si
l'Hôpital était riche, il n'y aurait rien à
dire; mais en présence de la crise financière qu'il traverse, cet abus doit être ré-
primé. La ville doit payer, la ville doit
soutenir l'Hôpital dont si souvent et depuis si longtemps elle a grevé le budget au
plus grand profit du sien.

Une loi récente, datant de 1893, et en
vigueur depuis peu d'années, crée à chaque ville des charges nouvelles, une partie
de ces charges est imposée à l'Hôpital par
la municipalité. L'Hôpital, je crois l'avoir
prouvé, ne peut faire face à ce supplément
de dépenses, or la ville est engagée, elle
est sous le régime de l'article 35 et n'a pas
le droit de se dérober, sinon l'Etat, repré-
senté par le préfet, interviendra et impo-
sera d'office ce que la municipalité se re-
fuserait à donner de bonne grâce.

La conclusion se formule d'elle-même :
Au nom de la loi qui est formelle, la ville
doit aider l'Hôpital, et elle doit lui voter
une subvention annuelle qui lui permette
d'équilibrer son budget, de soigner ses
malades et d'assurer, à sa population pauvre, cette assistance médicale gratuite que
l'Etat lui garantit avec le concours des
communes.

Si le budget de la ville ne permet pas de
trouver la somme nécessaire, il n'y a pas
à discuter, on doit voter des centimes
additionnels. Si on ne le fait pas sponta-
nément, on le fera de force, puisque je le
répète, la loi est là et qu'elle aura le der-
nier mot.

J'ajoute qu'il est de l'intérêt de tous que
la subvention utile à l'Hôpital soit accordée
le plus vite possible par le conseil municipal, car plus on attendra et plus la situation financière de l'Hospice sera difficile à
remettre en équilibre et plus aussi la
somme annuelle sera élevée, au détriment
des intérêts des contribuables.

J'estime que la population acceptera

sans murmure une charge destinée à soutenir son Hôpital, à assurer les soins et le traitement à ses malades indigents, à rendre la santé et la vie aux nécessiteux et à ceux qui souffrent.

***

Arrivé au terme de cette étude, je désire conclure en quelques lignes :

L'Hôpital d'Autun est dans un état financier inquiétant.

Cette situation résulte d'un concours de circonstances qui ne saurait être imputable à son conseil d'administration composé d'hommes dévoués, actifs et désintéressés ; les causes principales de la situation sont :

1º Augmentation du nombre des journées de malades, d'où augmentation des charges.

2º Diminution du taux de l'argent, mauvais état des domaines, d'où diminution des recettes et des fermages.

Une loi nouvelle, promulguée le 15 juillet 1893, la loi sur l'Assistance médicale a créé à l'Hôpital de nouvelles charges, qu'on ne peut éviter.

Il faut aviser et trouver des ressources. Il serait à souhaiter que la charité privée se tournât vers l'Hôpital. Mais on ne saurait y compter. Cependant la ville doit assistance à l'Hôpital, l'administration n'a pas le droit de le laisser sombrer et la municipalité, mise en demeure par la nouvelle loi, est forcée de voter chaque année une somme en faveur de l'Hôpital d'Autun. J'estime que cette somme doit être d'environ 10.000 francs.

Cette somme de 10,000 fr. pourra paraître insuffisante si l'on songe que le déficit annuel est de 10.500 fr. et que la création de la Maternité et des autres services va augmenter le nombre des journées et par suite les dépenses.

Je crois cependant être dans le vrai. Car d'une part, grâce aux réparations intelligentes et aux sacrifices consentis durant ces dernières années par le conseil d'administration, les domaines et les fermes, principalement Santenay, pourront rapporter davantage ; d'autre part, quelques legs récents — trop rares hélas ! — notamment le legs Piotet, vont accroître de quelque peu les ressources de l'Hôpital.

Je donne mon avis comme citoyen et comme tel je le défendrai de toute mon énergie. Il me paraît aussi utile pour une ville de soutenir son Hôpital que d'entretenir ses écoles, que de veiller à la sécurité de ses habitants. On doit donc améliorer l'Hôpital, y installer ce qu'il faut pour y soigner utilement les pauvres; la ville d'Autun a la bonne fortune de pouvoir faire ces installations sans bourse délier, grâce, d'une part, à ce qu'a fait l'initiative privée; grâce, d'autre part, à ce que donne le Pari-Mutuel pour l'aménagement des services d'accouchements, de contagieux et de la désinfection (*). C'est pour tout le monde

---

(*) Il m'est particulièrement agréable d'adresser ici de publics remerciements à mon vieil ami d'enfance, à mon camarade du lycée de Caen, M. Emile Demagny, aujourd'hui conseiller d'Etat, ministre plénipotentiaire, qui a bien voulu me prêter, je dirai presque m'offrir l'appui de ses puissantes relations. Il a su, avec un dévouement que seul j'ai pu apprécier à sa valeur, faire aboutir en quelques mois nos projets, qui sans lui seraient très certainement avec tant d'autres, encore et pour longtemps dans les cartons du ministère. Qu'il me soit

qu'on va bâtir; c'est tout le monde, riches
et pauvres qui profiteront des améliorations projetées; il est juste que tout le
monde paye pour l'entretien de ces services, et, d'ailleurs, la discussion et l'hésita-
tion ne sont pas possibles. La loi n'admet
pas un refus.

Je crois avoir fait justice de légendes
absurdes que répètent des gens animés de
bonnes intentions, mais mal renseignés.
Ce n'est pas telle ou telle personne, telle
ou telle œuvre qui pèse sur le budget de
notre Hôpital; c'est le nombre croissant des
malades, des pauvres, des gens qui souf-

---

permis d'exprimer toute la reconnaissance de
l'Hôpital à ce bienfaiteur désintéressé de la ville
d'Autun, à cet ami fidèle dont la constante affec-
tion ne m'a jamais fait défaut depuis 25 ans..
Je ne saurais non plus oublier le sympathique
appui que j'ai rencontré chez deux autres amis,
M. le Dr Léon Petit, secrétaire de l'œuvre d'Ormes-
son, et M. Rondel, contrôleur des services de l'Assistance, délégué du ministre de l'intérieur.
Ces messieurs, dont la compétence dans toutes
les questions d'hospitalisation et d'assistance fait
autorité, m'ont prêté le concours de leur influence
et de leur expérience, j'ai près d'eux beaucoup
appris et je tiens à leur affirmer ma profonde gra-
titude.

frent. L'augmentation de leurs demandes
d'admission prouve suramplement l'utilité
des soins qu'on leur donne, justifie l'augmentation des dépenses qui en résultent et
rend légitimes les sacrifices nouveaux qu'il
va falloir faire.

Telle est mon opinion comme homme et
contribuable.

Comme chirurgien, je n'ai d'autre devoir
que celui d'obéir aux décisions des administrateurs de la ville et des hospices. Mais
j'ai aussi le droit de me retirer si l'on
veut la ruine de l'Hôpital. Or j'entends
mettre ma responsabilité absolument à
l'abri, et je déclare hautement que, écœuré
des attaques dont M. Henriot s'est fait invo-
lontairement l'écho, (*) fatigué de consacrer
sans être compris, mon temps, mon travail,
voire même mon argent, à l'œuvre de recons-

(*) Je ne puis en effot accepter le reproche de
grever le budget de l'Hôpital et de dépenser l'argent des pauvres. La campagne menée sournoi-
sement contre les travaux entrepris ou à entre-
prendre ne me vise pas personnellement, je le sais;
mais elle m'atteint par contre coup. Et l'on ne
saurait trouver mauvais que je me défende sur une
question où mon honneur est en jeu.

titution de l'Hôpital, œuvre que je crois
utile, je ne veux pas rester sous le coup
d'accusations injustes qui portent atteinte à
ma dignité. Si d'ici six mois le budget de
l'Hôpital n'a pas été mis en équilibre, maintenant que sous ma responsabilité person-
nelle, j'en ai signalé le déficit, en indiquant
les moyens d'y remédier, je me retirerai,
j'abandonnerai la partie, donnerai ma dé-
mission de chirurgien de l'Hôpital, et j'aurai la conscience et la satisfaction d'avoir
de toutes mes forces travaillé au bien des
malades et des malheureux. J'emporterai
dans la retraite le regret de ne pas avoir
entraîné la conviction de mes concitoyens
et d'avoir été arrêté à moitié route dans
l'œuvre essentiellement humanitaire, de
l'organisation des services hospitaliers et
médico-chirurgicaux de la ville d'Autun.

Cette décision ne peut surprendre personne et recevra l'approbation des gens de
bon sens. Elle est la conséquence naturelle
de la situation qu'on me fait. A l'heure actuelle, j'ai donné à l'Hôpital, de ma poche

et volontairement, 50.000 fr. Grâce aux obligations que m'a créé ce don et à la combinaison financière que j'ai dû adopter, dans 15 à 20 ans, j'aurai dépensé pour l'Hôpital près de 100.000 fr. Et ce n'est pas tout : j'ai dû, pour me consacrer à l'œuvre que j'ai fondée, renoncer à une partie de ma clientèle et m'abstenir presque complètement de courses à la campagne ; j'ai dû, pour obtenir ce que j'ai obtenu, multiplier à mes frais les déplacements et les voyages; si bien que je suis autorisé à dire que j'offre, au nom du Pari-Mutuel, à la ville un cadeau de 100.000 francs, enveloppé dans trois ou quatre billets de mille francs pris dans ma poche. Eh bien, après tout cela, on viendrait dire que je suis une cause de ruine pour l'Hôpital ; et je laisserais dire ! Ah non, je n'accepte pas ce rôle de naïf, je ne demande ni lauriers ni compliments, mais je veux la paix et la justice. Depuis 3 ans, j'entends chuchotter de tous côtés ce que M. Henriot a dit tout haut. Jusqui'ci je ne pouvais m'en prendre à personne, et j'étais en face de « on dit », dont chacun déclinait la responsabilité. Aujourd'hui, un conseiller municipal, en pleine assemblée, en public, a donné un corps aux accusations. Je saute sur l'occasion, et je proteste, ne fût-ce que pour prendre date :

J'ai prouvé qu'à l'heure actuelle je n'ai rien coûté à l'Hôpital, et qu'au contraire je lui ai beaucoup donné. Cette preuve écrite, cette affirmation précise et étayée sur les chiffres que je publie est la garde d'honneur de ma réputation.

J'ai lu Beaumarchais et je connais par Bazille la puissance de la calomnie. Aujourd'hui on murmure tout bas, demain on dira plus haut et après demain on proclamera officiellement que mon intervention a été néfaste à l'Hôpital.

Et dans 10 ans, dans 20 ans peut-être, quand je serai arrivé au terme de ma carrière médicale, ou que je n'y serai plus, alors que j'aurai fait tout ce qui est possible pour l'amélioration et la prospérité de l'Hôpital d'Autun, je serai condamné sans appel, je serai le bouc émissaire et l'auteur responsable et sans défense d'un désastre financier que je prévois et dont je veux, dès aujourd'hui, être reconnu innocent.

Non, mille fois non, je ne me prêterai pas à cette manœuvre, je ne m'exposerai pas à ce danger, et si, pour l'Hôpital, j'ai cru devoir priver mes enfants d'une partie de leur petit patrimoine, je tiens d'une façon formelle à les mettre à l'abri de toute suspicion et de tout reproche adressé au nom qu'ils portent et que je veux intact.

Je ne me fais aucune illusion sur les difficultés de la tâche que je me suis imposée. Je sais que tout homme qui veut créer et fonder du nouveau, est discuté, approuvé des uns, blâmé des autres. Bref, arrivé au terme de ses efforts, s'il jette un coup d'œil en arrière il s'aperçoit qu'il a semé beaucoup, pour récolter bien peu.

Cette considération n'est pas pour m'effrayer. J'ai les épaules larges et l'humeur sceptique. Je fais et je ferai ce que je crois bien, et répondrai en face à qui m'attaquera de même. Mais je n'ai du héros de Cervantès que l'esprit de combat; je ne sais, ni ne veux ébrécher mon épée sur les ailes de moulins à vent. Je ne veux pas davantage mettre flamberge au vent pour frapper dans le vide et pointer sur des ennemis invisibles.

Que ceux donc qui ont dicté à M. Henriot ses paroles, sortent de la coulisse, et en pleine scène nous discuterons. Je n'admets pas qu'ils prennent pour avocat au conseil municipal, quand il s'agit de faits où ma délicatesse est en jeu, un homme qui, complètement étranger aux choses de l'Hôpital, n'a pu que répéter une leçon qui lui fut dictée. Je sais les dessous des attaques dirigées contre l'œuvre que je défends. Je déclare que je suis prêt à les faire connaître et à mener par le bout de l'oreille, à la face du public, ceux qui trouvent commode de se servir prudemment d'un porte-parole qu'on ne saurait rendre responsable des calomnies qu'on lui fait répandre.

Je me suis placé sur le terrain exclusif de la charité et de l'amélioration des services hospitaliers en faveur des pauvres. J'entends rester sur mes positions et je ne

permettrai pas qu'on mêle la politique, les
personnalités ou les luttes de partis à cette
affaire qui leur est, leur sera toujours, et
doit leur rester absolument étrangère.

Dr LATOUCHE,
Chirurgien de l'Hôpital.

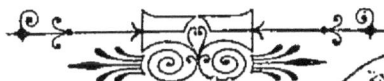

AUTUN, IMPRIMERIE J. COQUEUGNIOT